Todo sobre el vegetarianismo: es un estilo de vida saludable.

<u>Tabla de contenidos</u>

Introducción

Si ha comido carne toda la vida, el cambio a una dieta vegetariana puede ser algo que podría ser difícil de tolerar. También podría preguntarse por qué ni siquiera debería pensar en cambiar. Muchas personas tienen la imagen de no comer de esta manera para toda su vida, ¿por qué cambiar ahora?

Hay muchas razones por las cuales usted puede decidir cambiar a una dieta vegetariana. En primer lugar, tal vez la que más fuerza tenga a la hora de cambiar de hábito alimenticio, es simplemente darse un vistazo en el espejo.

La mayoría de las personas, a nivel mundial, no tienen un peso saludable y esta puede ser la razón número uno para ellos para decidirse a cambiar.

Sería muy importante antes de que tomes cualquier decisión realizarte tú mismo algunas preguntas:

• ¿Esta usted en un peso saludable?

• ¿Se siente bien la mayor parte del tiempo?

• ¿Se despierta excitado? O se siente muy a menudo cansado y lento?

• ¿Cómo está su salud en general?

• ¿Esta su presión arterial en un rango saludable?

• El nivel de colesterol y los niveles de azúcar en la sangre ¿son normales?

Si encuentra que "no" es la respuesta a la mayoría de estas preguntas, entonces usted debe considerar seriamente lo que está comiendo a diario.

Si usted encuentra que se siente peor después de comer, entonces deberá preguntarse si es la comida lo que se supone que lo hacen sentir de esta manera.

Obviamente la comida no debería provocarte mal estar ni generar la descompensación que mencionamos anteriormente. La función de la comida en general es la de nutrir y alimentar a su cuerpo. La idea es que se sienta refrescado y energizado.

A mi me gusta ejemplificar al cuerpo como si fuese una máquina y esta por supuesto que necesita buen combustible.

Lamentablemente las estadísticas demuestran que la mayoría de las personas se encuentran en la actualidad con sobrepeso y son obesos. Lo que es mucho peor aun es que esta tendencia va en aumento.

Esto se debe a que comemos demasiada carne y demasiada grasa. Problemas tales como azúcar en la sangre, diabetes tipo II, colesterol alto y otros problemas de salud relacionados con un gran deterioro físico, son causados por nuestra dieta.

Todos estos problemas pueden prevenirse mediante el cambio de hábito en su dieta. Este libro electrónico le mostrará cómo hacerlo y la diferencia de que el vegetarianismo puede hacer por usted, en un corto período de tiempo.

Capítulo 1
Eres lo que comes

Mas allá de las razones personales que tiene para convertirse en un vegetariano, hay que considerar cuáles son sus objetivos con este estilo de vida.

Dentro del vegetarismo podemos encontrar cuatro tipos diferentes de vegetarianos y usted puede elegir el tipo que desea ser, aquel que presente las características más coherentes para su vida.

Hay muchos tipos diferentes de vegetarianos, ya que algunas personas no son capaces de renunciar a todos los productos de origen animal por completo. Los cuatro tipos son:

• Lacto vegetarianos: Esta dieta consiste en no ingerir ningún producto animal o huevos. Las personas que componen este grupo comen productos lácteos tales como leche, queso y yogur.

• Ovo-vegetarianos: Esta dieta consiste en que ningún animal o productos lácteos, pero sí comer huevos.

• Lacto-ovo vegetariano: Esta dieta consiste de ningún producto animal, pero comen productos lácteos y huevos.

• Veganos: las personas que conforman este grupo comen alimentos de origen vegetal, lo que significa que excluye todos los productos animales, incluyendo leche, huevos, carne e incluso la miel.

Si no ha descubierto qué tipo de vegetariano va a ser, está bien. Se necesita tiempo y la experimentación con diferentes recetas para averiguar cuáles son los productos a los que no quieres renunciar. Por ejemplo, algunas personas no pueden vivir sin la leche y los huevos.

Ahora si continuemos con más detalles sobre esta nueva modalidad de vida que ha elegido, mucho más saludable y más rica en vitaminas.

Realmente eres lo que comes

La expresión "eres lo que comes" seguramente la ha escuchado en numerosas ocasiones y es de uso frecuente en la publicidad. Pero, si usted realmente piensa en verdad lo que esto significa, realmente comenzara a pensar dos veces acerca de su dieta.

Un buen ejemplo de una persona que es lo que come puede verse en el plasma sanguíneo. Su plasma de la sangre es un líquido claro, pero después de comer una hamburguesa de comida rápida, el plasma sanguíneo se enturbia con la grasa y el colesterol. Esto es lo que absorbe su cuerpo después de comer una hamburguesa con mucha grasa.

Inversamente, también se ve lo que no come. Cuando se cambia abruptamente y pasa de comer una gran cantidad de carne a diario a una dieta basada principalmente en el vegetarismo para perder grasa, todo su cuerpo experimenta el gran cambio.

Lo favorable es que será menos propenso a padecer varios tipos de cáncer y las enfermedades más comunes del cuerpo. El colesterol es uno de los primeros que puede mejorar.

Cuando usted está comiendo menos grasa y productos cárnicos, encontrará que muchos de sus problemas de salud desaparecen.

El riesgo de la diabetes de tipo II también se reduce. La presión arterial cae dentro de los rangos normales. Todas estas mejoras contribuirán de manera directa a dejar de lado gran cantidad de fármacos, ya que cuando está sano, no tiene que tomar tantos medicamentos.

Si usted tiene antecedentes familiares de colesterol alto o la presión arterial, sabrá que de por vida, es particularmente dependiente de lo que come y es más fácil para usted llegar a ser lo que usted come si come sano.

Avanzar hacia una dieta vegetariana puede reducir la incidencia de numerosas enfermedades. Esta comprobado por Organizaciones mundiales en cuanto a salud y bienestar que los vegetarianos son estadísticamente más saludables.

¿Lo que comieron nuestros antepasados nos afecta?

¿Te has preguntado alguna vez que comían nuestros antepasados y como llegamos a estar tan lejos y como se ha desviado nuestros hábitos alimenticios? En un principio, nuestros antepasados eran cazadores-recolectores y no omnívoros. Ellos no comían animales.

Cuando usted mira a los depredadores y los animales carnívoros se puede ver que tienen dientes diseñados para rasgar. Sus dientes no están diseñados para masticar.

Los animales que están diseñados para masticar, como los herbívoros tienen dientes planos que están diseñados para descomponer los alimentos.

Los seres humanos evolucionaron de criaturas que eran vegetarianas a criaturas carnívoras. Aunque suene extraño, el sistema digestivo humano, no fue diseñado para comer y digerir carne.

Comer carne es un desarrollo relativamente reciente en la historia humana. Se cree que los seres humanos comenzaron a comer carne porque no podían encontrar los alimentos naturales que en esa época eran comestibles.

Podrían haber asumido que el consumo de carne ayudaría a sostener su cuerpo mientras encontraban vegetales que se pudieran comer.

Inicialmente, fueron similares a las criaturas que se desarrollaron a partir de ser animales, como los monos herbívoros. Estos monos eran similares al hombre y caminaban erguidos con los brazos y las manos.

Naturalmente, forrajearon para la alimentación y comían raíces, bayas, frutas y nueces. También tuvo su momento donde Vivian constantemente en busca de alimento.

La caza requiere pensamiento y el consumo de carne requiere de fuego. Hasta que se descubrió el incendio, el hombre comía principalmente verduras y frutas. La comida vegetariana es una forma natural de comer y mucho más saludable.

¿Por qué los seres humanos comienzan a comer carne?

La necesidad es la madre de la invención y los hombres prehistóricos que vivieron en las áreas congeladas.

Ellos literalmente, se comieron todo lo que estaba a su alrededor y lo podían comer, para sobrevivir. Es importante remarcar esto, el hombre prehistórico tenía que comer carne para sobrevivir.

Esta sería la primera vez que el hombre habría comido carne. Este hecho en particular, cambió radicalmente la manera como la gente comía y la salud de todas las personas para siempre.

La primera vez que la carne fue comida habría sido cocinada por el fuego que era iniciado de manera natural por los incendios forestales naturales.

Es muy posible que alguna vez alguien se haya animado a comer carne cruda, pero seguramente el sistema digestivo se reveló a este tipo de alimento.

Sin embargo con la aparición de la cocción de la carne por medio del fuego, el sistema digestivo se fue acostumbrando por su regular ingesta a incluir las carnes como parte esencial de su dieta.

Usted puede haber oído sobre personas que han vivido todas sus vidas como vegetarianos durante un largo periodo de tiempo y tal vez se encontraron muy enfermos algún tiempo después.

Esto es similar a lo que han pasado los hombres prehistóricos. Los biólogos le dirán que el cuerpo humano no está realmente diseñado para digerir la carne, sino que nos hemos adaptado a lo largo del tiempo.

La tradición de comer carne

A medida que el hombre se fue desarrollando, que comenzó a comer más carne y más hasta que lo incorporaron como parte natural de su hábitos alimenticios.

Esto llevó a que familias enteras consuman carne como parte principal de su comida y por lo tanto la tradición de comer carne comenzó y creció aun más con el tiempo.

El pavo se convirtió en el alimento básico de la cena de Acción de Gracias. Año Nuevo siempre ha estado asociado con comer carne de cerdo y chucrut. El jamón es la comida tradicional de la Pascua.

En el verano, usted no puede esperar para oler la barbacoa que se percibe en el aire. Al pensar en todas las carnes que consumimos, es difícil creer que fuimos diseñados para vivir de vegetales, frutas, frutos secos y bayas.

Cuando los seres humanos tuvieron que empezar a comer carne para sobrevivir, este hecho se convirtió en un evento de grupo. Un indio no era capaz de ir a cazar un búfalo solo.

Le tomó al menos cuatro personas más para cazar un búfalo. Lo mismo es cierto para una variedad de otros animales que cazaban y comían.

La carne se convirtió en el centro de atención y tomó la familia entera y varios miembros más de la tribu, para limpiar, cocinar y hasta secar la carne.

Después se realizó el trabajo, la carne se comparte como una recompensa por el trabajo duro.
Ahora, no tenemos que buscar nuestra carne, solo es necesario caminar hasta el supermercado que la comercializa.

Sin embargo todavía mantiene la tradición de disfrutarse en reuniones y celebrar con más de un jamón, ya que este está arraigado en nuestra naturaleza de miles de años de tradiciones.

Todas las celebraciones tienden a flotar en torno a algún tipo de alimento, pero imagine lo que serian su sus opciones no pasasen por comer carne y solo fuesen las de comer comida vegetariana y de las más saludables que podría ser.

Si usted reconoce que podría sentirse mucho mejor consigo mismo, solamente con ser capaz de comer más sano, entonces deberá ser una razón suficiente para cambiar o al menos disminuir, la cantidad de carne que usted come.

Recuerde que no tiene que hacer un cambio completo. Es importante mencionar que tal vez, algunas personas disfrutan de un buen vaso de leche fría y puede ser necesario para asegurarse de que están recibiendo suficiente calcio y vitamina D.

Si usted no cree que le puede dejar la carne por completo, sólo tiene que hacer su porción de carne sea un complemento en su plato y comer más verduras saludables. Usted se sorprenderá de la diferencia que sentirá solo con este pequeño cambio.

Capítulo 2
Vegetarianismo y Bienestar de los Animales

Muchos vegetarianos son tales no sólo porque se dan cuenta que es saludable, sino que además hacen indirectamente un bienestar a los animales en general también.

Para muchas personas, ser vegetariano es una parte de una decisión moral y ética de no comer productos de origen animal.

A lo largo de los siglos muchos se han domesticado animales, hemos llegado a creer que somos superiores a ellos.

Utilizamos los animales para una amplia variedad de usos distintos de los alimentos, incluyendo ropa, zapatos, cinturones y abrigos. También han sido utilizados para experimentos científicos, aunque muchas empresas están tratando de alejarse de este tipo de pruebas.

PETA
PETA significa Personas por el Trato Ético de los Animales. Esta es una organización que se dedica a cambiar la mentalidad de la gente cuando se trata de animales.

Ellos están en contra de la utilización de animales para cualquier cosa, desde comida a ropa y que son particularmente contra de captura para aprovechar su piel.

PETA es una organización muy apasionada por su causa, casi a punto de ser indignante. Sin embargo, su causa es noble en la que ellos creen que los animales tienen derechos y merecen que sus intereses se tengan en consideración.

Se esfuerza por que la gente piensa que los animales pueden sufrir y que tienen un interés en la conducción de sus propias vidas como animales.

Ellos creen que como sociedad tenemos que reevaluar nuestro lugar en la tierra y en el que encajan con los habitantes de otros animales del mundo.

Animales y hormonas de crecimiento

En un esfuerzo por producir más animales a una tasa mayor para el consumo humano, los animales han sido tratados con hormonas de crecimiento para que puedan ser criados y sacrificados a un ritmo acelerado. Al mismo tiempo esto nos lleva a considerar la forma en que estos animales son criados y tratados para este fin.

El hecho del asunto es que si mucha gente está viendo cómo muchos de estos animales se encuentran criados, se convertirían en vegetarianos en el acto. Por ejemplo, puesta de huevos de gallinas se han planteado con seis en una sola jaula.

Cada pollo sólo recibe cerca de 67 pulgadas cuadradas de espacio. Estos pollos son generalmente tratados con hormonas de crecimiento, así como antibióticos para aumentar la tasa de crecimiento y disminución de la enfermedad.

Los pollos orgánicos certificados pueden recibir condiciones más amplias y no son alimentados con hormonas o antibióticos.

Esto nos lleva a otro punto. Después de tocar los pollos, se sugiere que utilice lejía para limpiar las superficies, para que eliminar las bacterias.

Además, el pollo debe cocinarse a una temperatura determinada y durante un cierto período de tiempo para asegurarse de que no cogerá cualquier enfermedad de transmisión alimentaria. No parece aconsejable comer nada que tenga que ser manejado con tanto cuidado.

Mas allá de los pollos, usted puede moverse fácilmente y ver la forma en que el ganado es tratado. En primer lugar debe tener en cuenta el ganado lechero.

El ganado lechero se le dan las hormonas que estimulan el proceso reproductivo, para que se siga produciendo leche.

Una vaca sólo detiene la producción de leche después de que ella ha dado a luz.

A menudo viven en condiciones de hacinamiento y tan pronto como se paren, los terneros machos son enviados para convertirse en carne de ternera mientras que las mujeres son criadas para producir leche.

Las hormonas que las vacas reciben causan que la vaca pueda producir leche diez veces más de lo que normalmente lo haría. Al mismo tiempo, están conectados a las bombas eléctricas, que causan irritación en las ubres de la vaca.

El ser humano cuando llega a una cierta edad, realmente no necesita consumir leche. Al mismo tiempo, es preciso recordad que no está diseñados para beber la leche de vaca, pero si la leche materna. Si no se produce la leche en mujeres embarazadas, que hacemos?

Al igual que nuestros cuerpos no fueron diseñados para comer carne, tampoco fueron diseñados para beber la leche de vaca y digerir sus respectivas proteínas. Usted puede recibir calcio perfectamente o más de las verduras de hojas verdes.

Muchas personas, incluso por aquellas personas que comen carne con regularidad, han visto la industria de la carne de ternera negativamente. La industria de la carne de ternera es cruel, no importa quién eres y cómo se mire.

Los terneros son separados de sus madres después de que se acerca un día con una determinada edad. Luego se mantienen en corrales que les impiden moverse de manera que el tejido muscular se mantiene suave y tierno.

A continuación, los terneros son alimentados a base de una especie de cerveza líquida, que a menudo es un preparado deficiente en hierro y fibra.

Esto hace que se produzca la anemia en el animal y provoca la carne pálida. A las 20 semanas, el ternero es entonces sacrificado.

Los pavos también se producen de una manera inhumana. El consumo de pavo se ha vuelto muy popular durante las últimas décadas y es comido solamente en fechas festivas.

Los pavos son las aves más agresivas por lo que se mantienen en un espacio cerrado y oscuro para disuadirlos de su comportamiento agresivo.

Luego son sobrealimentados hasta que sus piernas no pueden soportar el peso de su cuerpo. Esto se debe a que los consumidores de este animal, quieren el pecho de pavo más grande que puedan conseguir para sus celebraciones de navidad o Acción de gracias.

De forma natural y salvaje, un pavo puede vivir hasta 10 años. Estos pavos son sacrificados a los 2 años de edad. También sufren de deformidades del pie y las piernas, están bajo un gran estrés causado por el calor y el hambre.

Aproximadamente 2,7 millones de pavos mueren cada año debido a la tensión anormal a los que son sometidos y las enfermedades de este proceso.

Muchas religiones no comen carne de cerdo por sus diversas razones y algunas personas que consumen otros tipos de carne dejan a este de lado. Los cerdos son criados en las mismas condiciones insalubres que el resto de los animales.

De hecho, muchos agricultores y trabajadores en las granjas de cerdos han muerto por la inhalación del gas metano que se produce a partir de la inmensa cantidad de residuos que producen los cerdos en las granjas de cerdos.

Los cerdos también están sobrealimentados y mantenidos en jaulas. Tienen un rango limitado de movimiento que no se ajusten a sus comportamientos naturales.

También pueden ser alimentados con hormonas de crecimiento y antibióticos. Los cerdos tienen comportamientos naturales de enraizamiento y el cautiverio en que viven no les permite vivir de forma natural.

Pescados y mariscos pueden ser parte de una dieta saludable. Los pescados contienen una gran cantidad de nutrientes que no obtenemos de otras carnes. Contiene una proteína de alta calidad, nutrientes esenciales,-3 los ácidos grasos omega y es baja en grasas saturadas.

Sin embargo, comer pescado tiene su parte negativa también. El pescado a menudo contiene mercurio.

Estos niveles no suelen ser lo suficientemente fuerte para hacernos daño, pero la Food and Drug Administration (FDA) y la Agencia de Protección Ambiental (EPA) recomiendan a las mujeres, especialmente las mujeres embarazadas y niños pequeños que eviten ciertos tipos de pescados y mariscos.

Esto se debe a que algunos peces tienen altos niveles de mercurio que no son seguros de comer para estas personas. La eliminación del pescado de su dieta suele ser el último paso de comenzar una dieta vegetariana completa.

Capítulo 3
Vegetarianismo y Los Efectos en la Salud

Usted se verá absolutamente sorprendido por la diferencia que sentirá cuando ha dejado de comer carne durante un período corto de tiempo.

Es como si su cuerpo instantáneamente comienza a aliviarse de todas las toxinas que ha estado consumiendo y de inmediato comienza a sentirse con más energía y tiene una sensación general de mejor salud.

No importa cuáles sean sus razones o motivadores para volcarse a una dieta vegetariana, los beneficios para su salud que derivaran serán evidentes en un lapso muy corto de tiempo.

Los vegetarianos tienden a tener menos grasa en la sangre, colesterol y triglicéridos que los consumidores de carne de la misma edad y estado.

Incluso los vegetarianos que consumen huevos y leche rápidamente notan que su colesterol es más bajo, que aquellas personas que comen carne.

Enfermedades del Corazón

Los altos niveles de grasas en la sangre están asociados con un mayor riesgo de enfermedad cardíaca. Los investigadores han encontrado que los hombres que comen carne de seis o más veces por semana duplican sus posibilidades de desarrollar enfermedades del corazón.

Los hombres de mediana edad son más propensos a sufrir ataques cardíacos fatales. Las mujeres están protegidas por sus hormonas para gran parte de su vida, sin embargo las mujeres mayores son propensas a desarrollar enfermedades cardíacas más adelante en la vida.

Se ha comprobado que las mujeres mayores que son vegetarianas, tienen un menor riesgo de padecer alguna enfermedad cardíaca.

En 1982, investigadores británicos realizaron un estudio en más de 10.000 personas vegetarianas y carnívoras. Ellos encontraron que la carne más que se consumía, producía un mayor riesgo sufrir ataques al corazón.

También descubrieron que al eliminar la carne de su dieta habitual, se está reduciendo el consumo de grasas y colesterol que son perjudiciales para el corazón.

Al mismo tiempo, sin embargo hay que tener cuidado de no compensar las proteínas que esto alimentos proporcionan.

El no comer carne y cambiar por la leche o consumir demasiados huevos, puede traer algunos inconvenientes. Para obtener todos los beneficios del vegetarianismo, el consumo de queso crema, helado, queso duro y los huevos deben ser moderados.

La introducción de más verduras, frutas y alimentos crudos aumentará sus beneficios y mejorara notablemente su salud.

Cáncer

El vegetarianismo es en la actualidad de gran ayuda a reducir la incidencia de ciertos tipos de cáncer, esto ha siso comprobado. Estas dietas son bajas en grasas saturadas fotoquímicas, grasa, alta en fibra y contienen vitaminas que protegen del cáncer.

Varios estudios de gran envergadura, tanto en Inglaterra y Alemania han mostrado que los vegetarianos, en comparación con los consumidores de carne, tienen una probabilidad 40% menor de desarrollar cáncer en comparación con los carnívoros.

Los adeptos a la religión denominada "Adventistas del Séptimo Día" son en gran parte, por sus creencias, lacto-ovo vegetariano, se sabe que tienen un riesgo reducido de padecer algún tipo de cáncer debido a que tienden a evitar la carne.

En China, se ha encontrado que tienen tasas similares de reducción de cáncer de mama, debido a la cantidad de verduras que se consumen como parte habitual de su dieta.

En contraste, las estadísticas mundiales reflejan que las mujeres japonesas tienden a comer más carne y son ocho veces más probabilidades de desarrollar cáncer de mama.

Consumo de carne y productos lácteos ha sido al desarrollo de algunos tipos de cáncer entre los que podemos encontrar:

• Cáncer de colon
• Cáncer de próstata
• Cáncer de ovario

Varios de los estudios realizados por la Universidad de Harvard, en miles de mujeres, ha arrojado como resultado en casi todos ellos, que las personas que regularmente consumen carne tienden a aumentar sus posibilidades de cáncer de colon en un 300%.

Estas dietas altas en grasas que muchas personas consumen también causan que el cuerpo produzca exceso de estrógeno. Este aumento se ha relacionado con una ocasión del aumento de cáncer de mama.

También han encontrado que las tasas de cáncer de mama son un tercio mayor en las mujeres pre menopáusicas que se alimentan principalmente de las dietas a base de carne.

La Universidad de Cambridge también ha relacionado la dieta la carne con altos niveles de grasas saturadas al cáncer de mama.

Se han relacionado los productos lácteos con un mayor riesgo de cáncer de ovario como el proceso de descomposición de la lactosa, esto puede dañar los ovarios.

En los hombres, el agrandamiento de la próstata se ha relacionado con el consumo de carne y el riesgo se triplica.

Otros estudios han vinculado el aumento de la producción de

glóbulos blancos al vegetarianismo también. Estas células son necesarias para defenderse de las bacterias, infecciones y enfermedades. Así, el sistema inmunológico es más fuerte cuando se sigue la dieta vegetariana.

Mejora la digestión

Los vegetarianos podrán notar un montón de mejoras en su sistema digestivo, ya que son capaces de crear un medio ambiente sano y natural para estos órganos. Nuestro sistema digestivo fue originalmente diseñado para consumir más materia vegetal en lugar de carne.

Frutas, verduras, legumbres y frutos secos eran el alimento básico de la dieta prehistórica y su sistema digestivo se beneficia enormemente cuando vuelva a este tipo natural de dieta.

La dieta occidental ha cambiado radicalmente para incluir alimentos altamente procesados y productos de harina refinada y azúcar. Esto ha dado lugar a una variedad de problemas de salud por enfermedades del corazón y hasta la propia obesidad.

Cuando el cuerpo no está alimentando adecuadamente y el sistema digestivo no está funcionando correctamente, el cuerpo comienza a adaptarse.

Comienza a realizar cambios en las células del estómago y el colon. Cuando no se consume suficiente fibra, incurrimos en una variedad de problemas como el estreñimiento y las hemorroides. Estos problemas no se ven normalmente en una dieta vegetariana.

Peso

El peso es un problema enorme en el mundo, en los días que corren este tema se ha convertido en común denominador de todos los países. Si lo piensa fríamente, ¿alguna vez ha visto realmente a una persona vegetariana con exceso de grasa?

Lo más probable es que no. De hecho, la mayoría de los vegetarianos están delgados y sanos.

Siempre que usted vea a un dietista o nutricionista, lo más probable es que diga que aumente su consumo de vegetales y disminuya la cantidad de carne que consume, especialmente las carnes rojas y carne de cerdo.

Muchos vegetarianos que reanudan sus viejas costumbres de alimentos a base de carne, luego de algunos años, han encontrado que el peso que perdieron tiende a reaparecer.

Su fuerza de voluntad no es suficiente para prevenir la aparición de peso por seguir una dieta basada en la ingesta de carne rica en grasa.

Usted está naturalmente saludable y sentirá mucho mejor cuando siga una dieta que sea alta en fibra dietética, que se consigue comiendo verduras y frutas.

Como un vegetariano que tiene la función esencialmente de alimentar a su cuerpo, obtiene la nutrición que necesita para proporcionar a su cuerpo con la energía útil, de los alimentos a base de vegetales.

No tiene la necesidad de cargar a su cuerpo con energía para ser almacenada. Uno simplemente se siente mejor, porque no está sobrecargado solo toma lo que el cuerpo necesita.

Muchas dietas fracasan porque nos están obligando a nosotros mismos a evitar los alimentos que nos gustan. Esto sólo lleva a la tentación de comer los alimentos.

El truco para ser vegetariano de manera exitosa es darse cuenta que no es necesario comer carne y que se puede vivir sin ella. Hay que centrarse en comer más sano y de a poco se olvidara de que estás tratando de perder peso.

En realidad comienza a perder peso sin darse cuenta, simplemente porque usted ha eliminado su principal fuente de grasa y la insalubridad general. Al mismo tiempo, todos los efectos de la mala salud desaparecerán a causa de su dieta sana y natural.

Los riñones

Las dietas con alto contenido de proteínas de origen animal tienden a hacer que el cuerpo excrete más calcio, ácido úrico y oxalatos. Estas son las tres sustancias que son los principales componentes de los cálculos renales.

Para aquellas personas que tienen una tendencia para los cálculos renales, los investigadores británicos han informado de que estas personas deben seguir una dieta vegetariana.

La Academia Americana de Médicos de Familia también ha confirmado que el alto consumo de proteína animal es la causa de cálculos renales también en los EE.UU.

Al comer una dieta vegetariana, usted ayuda a su cuerpo para no secretar la mayor cantidad de estas sustancias, por lo tanto, no formara cálculos renales.

La osteoporosis

Por muchas de las mismas razones, por las que el seguimiento de una dieta vegetariana es capaz de reducir el riesgo de cálculos renales, también es capaz y ayuda notablemente a reducir muchas de las posibilidades de padecer osteoporosis.

Comer carne en realidad puede promover la pérdida de masa ósea debido a las fuerzas de calcio del cuerpo.

En muchos países donde las verduras son la base de su dieta, la osteoporosis es menos común que en los países desarrollados, donde además el consumo de calcio es mucho menor.

Así pues, con nuestra dieta donde comemos carne diariamente, nos vemos obligados a consumir también los suplementos de calcio y medicamentos recetados para prevenir la aparición de la osteoporosis.

Estos suplementos también pueden tener efectos drásticos secundarios.

Muchos expertos en nutrición coinciden en que los suplementos de calcio que normalmente se pueden comprar en las farmacias son inferiores al calcio que se puede recibir de fuentes de alimentos naturales.

Esto es porque normalmente no son absorbidas bien por el cuerpo.

Hay varias buenas fuentes de calcio naturales que debes tener en cuenta si quieres prevenir esta enfermedad que aun no tiene cura. El calcio podas encontrarlo de manera natural en los siguientes alimentos:

• Jugo de naranja
• Frijoles secos
• verduras de hojas oscuras
• El tofu

Desintoxicación

Muchas personas han llegado después de una batalla de alimentos, de darse un saque de fin de semana, muchos suelen hacer dietas de desintoxicación y programas similares.

¿Sabía usted que no tiene que hacer esto sí es un vegetariano? La limpieza del cuerpo de toxinas dañinas es fácil si usted sigue una dieta vegetariana.

Usted no está consumiendo todos los niveles de hormonas y antibióticos que recibe de la carne que compra en el supermercado.

La gente realmente no se da cuenta de que incluir estas toxinas dentro de su dieta carnívora. Una dieta alta en grasas y procesados tiende a ralentizar la digestión de la comida y esto le permite a su cuerpo absorber y acumular las toxinas de este tipo de dieta.

Las bacterias y las toxinas que se acumulan en el sistema también pueden crear una sensación de lentitud. Hay también una variedad de trastornos digestivos, como los trastornos del intestino irritable, colitis, etc., que se pueden desarrollar también.

Cuando usted come una dieta vegetariana sana, está incorporando fibra en su dieta y su sistema digestivo empieza a trabajar mucho mejor y muy pronto.

Al eliminar la carne de su dieta, su cuerpo se libera de la intensa labor que se necesita para digerir los tipos de alimentos. Todo parece más claro y trabaja de mejor manera.

También se vuelven más conscientes de la toxicidad que los alimentos contienen y evalúan esto antes de comer.

Los productos químicos y toxinas los ingerimos por medio de los alimentos, esto se ha convertido en una preocupación grande en el mundo. Cada vez son más y más los productos químicos y conservantes que se añaden a los alimentos.

Estamos ingiriendo estos productos tóxicos, cada vez que comemos alimentos procesados, alimentos refinados, y varias otras hormonas y antibióticos que recibimos a través de nuestra carne.

Debido a esto, una variedad de otros temas y complicaciones para la salud, se desarrollan a su paso, incluyendo:

• Cáncer
• Enfermedades cardiovasculares
• Artritis
• Diabetes
• Obesidad
• Problemas de la piel
• Dolores de cabeza

- Fatiga
- Dolores
- La tos
- Problemas gastrointestinales
- Debilidad del sistema inmunológico.

Capitulo 4:
Diferentes tipos de Vegetaranismo

Las personas se vuelven vegetarianas por muchas razones. Estos pueden incluir razones religiosas (hindúes, musulmanes, budistas, adventistas del séptimo día), salud, moda, económico o moral [en contra de la matanza de animales] razones.

Así como las personas son vegetarianas por razones diferentes, las dietas de los vegetarianos no son todas iguales. Con una planificación cuidadosa, una dieta vegetariana puede ser saludable, no importa qué tipo de dieta vegetariana usted elija.

Primero vamos a definir una dieta vegetariana. Algunas personas definen el vegetarianismo libremente. Ellos pueden decir que son "casi" porque los vegetarianos no comen carne roja (pero que comen las aves de corral y peces). Sin embargo, un verdadero vegetariano es una persona que no come carne. Hay dos tipos básicos:

1. lacto (leche) - ovo (huevo) vegetarianos:
No comer carne, pero come huevos, leche y otros productos lácteos como el queso, la mantequilla y el yogur. Algunas personas son lacto vegetarianos, que consumen productos lácteos, pero no huevos. Algunos son vegetarianos ovo, comen huevos, pero no los alimentos de origen animal.

2. vegana: Ellos no comen ningún producto animal. En algunos casos, esto incluye evitar la miel.

Hay muchas variaciones de estos dos tipos de dietas. Algunos vegetarianos pueden comer sólo alimentos que crecen de manera "orgánica".

Algunos también pueden restringir el alcohol y / o la cafeína. Tambien existen personas que deciden evitar determinados aditivos y conservantes.

Algunos toman suplementos de vitaminas y minerales o hierbas especiales. Muchas personas también practican el ayuno o purga.

Algunos alimentos procesados evitar, otros usan análogos de la carne (alimentos preparados de todos los productos vegetales [por lo general una base de soja] que se ven y tienen un sabor similar a los productos cárnicos - vegetariano "salchichas" y "hamburguesas" de soja)

Capitulo 5
¿Cuáles son los posibles beneficios de una dieta vegetariana?

Desde el vegetarianismo incluye una variedad tan amplia de los hábitos alimentarios, es difícil generalizar acerca de los beneficios y riesgos de la dieta vegetariana. Pero esto es lo que los estudios han demostrado sobre el vegetarianismo y la salud:

Los vegetarianos alrededor del mundo tienen una menor incidencia de enfermedad cardíaca que la población general. Esto puede ser porque la mayoría de las dietas vegetarianas son bajas en grasa total, grasa saturada y colesterol.

Las dietas vegetarianas o no vegetarianas que son bajos en grasa, grasa saturada y colesterol, pueden disminuir los niveles de colesterol en la sangre.

(Un nivel de colesterol en sangre alto es un factor de riesgo para enfermedades del corazón.) Sin embargo, algunos lacto-ovo vegetarianos comen una dieta que es muy alta en grasa y grasa saturada. Si estas personas se separan, podrían tener una tasa de enfermedad cardiaca similar a la población en general.

En general los vegetarianos tienen una menor incidencia de hipertensión arterial y una menor tasa de diabetes tipo 2 que los no vegetarianos.

Estos beneficios también puede ser debido a la fibra de disminución de la grasa y / o aumento en la dieta. También podría deberse a una menor incidencia del tabaquismo, mayor actividad física, y / o menos obesidad, con frecuencia asociadas a los veganos.

Los vegetarianos de la fe Adventista del Séptimo Día tienen menores tasas de muerte por cáncer de colon que la población general.

Esto puede deberse, en parte al aumento de la ingesta de fibra, disminución de la grasa, y / o mayores consumos de cantidades de frutas y hortalizas en la dieta (que pueden ser protectores contra el cáncer).

Los vegetarianos, especialmente los veganos, tienen menos incidencia de la obesidad. Esto puede deberse a comer menos calorías, menos grasa, más fibra y / o aumento de la actividad física, y / o menos obesidad, con frecuencia asociadas a los veganos.

Hay alguna evidencia de que los vegetarianos tienen una menor tasa de la osteoporosis, cálculos renales, cálculos biliares y la enfermedad diverticular, tema que ampliaremos mas adelante. Sin embargo, los estudios sobre la dieta vegetariana con estos beneficios son todavía concluyentes.

Estos beneficios para la salud que se encuentran en los vegetarianos no pueden ser solamente debido a la dieta. Influirán notablemente los hábitos en su estilo de vida ademas de la dieta, tales como el ejercicio, las prácticas religiosas, el tabaquismo y el alcohol también pueden influir en la salud.

La investigación no siempre logra separar si es la dieta por sí sola lo que hace la diferencia o si estos factores de estilo de vida también desempeñan un papel esencial.

Por lo tanto no podemos concluir que una dieta vegetariana es la dieta más saludable, aunque puede ser una dieta muy saludable y sus beneficios están comprobados.

De hecho, sabemos que los beneficios en cuanto a la salud, son similares y pueden provenir de una dieta no vegetariana que sigue las mismas pautas dietéticas.

Pero debido a que muchas personas que optan por una dieta vegetariana también practican otros hábitos de vida saludables, los vegetarianos en general tienen mejores estadísticas de salud que el resto de la población mundial.

Capitulo 6:
¿Cuáles son los posibles problemas con una dieta vegetariana?

La falta de proteínas, contrariamente a la opinión popular no suele ser un problema nutricional de los vegetarianos. Las dietas vegetarianas ofrecen menos proteína que las dietas no vegetarianas, pero aún así son suficientes.

La mayoría de los no vegetarianos obtiene mucha más proteína de la que realmente es necesario. Bajo las dietas de proteínas en realidad podría tener algunas ventajas.

Las dietas de baja proteína se asocian con un menor riesgo de osteoporosis. Esto puede deberse a que una ingesta elevada de proteínas puede aumentar la excreción de calcio.

Estudios realizados en otros países muestran que las personas que comen dietas más bajas en proteínas, no requieren tanto calcio, para incorporar mas calcio será necesaria una dieta alta en proteínas.

Las proteínas de los alimentos como los vegetales no son de tan alta calidad como la carne, productos lácteos o proteínas de huevo. Los alimentos vegetales contienen menos de los aminoácidos esenciales (componentes básicos de las proteínas) necesario para que el cuerpo produzca proteínas completas.

Sin embargo, una dieta basada en vegetales aún proporciona suficiente proteína de calidad en caso de una mezcla de alimentos de origen vegetal que se come.

No es necesario que la proteína completa se coma en la misma comida. Si la proteína completa se come en un día, el cuerpo será capaz de producir proteínas completas con los aminoácidos disponibles.

Es importante para los veganos utilizar cereales integrales y las harinas de proteínas. Los cereales y harinas refinados tienen menos proteínas.

El principal posible "problema" con las dietas vegetarianas, es que pueden ser demasiado bajas en calorías, especialmente para los niños.

Mucha gente ve esto como una ventaja de la dieta de vegetales. En una dieta vegana, se puede comer una cantidad mayor de alimentos y aún así tienen menos calorías.

Esto se debe a que muchos alimentos vegetales son ricos en fibra. Los alimentos ricos en fibra proporcionan a granel, pero en general son bajos en calorías.

En realidad, los niños vegetarianos tienden a ser más pequeños que otros niños. Esto puede ser debido a la incapacidad de los niños a comer alimentos suficientes para satisfacer las necesidades de calorías para apoyar el crecimiento mismo que los niños no vegetarianos tienen.

Sin embargo es importante mencionar que aunque más pequeños, los niños vegetarianos son generalmente sanos. Lo que no sé es si más grande es mejor.

Las dietas vegetarianas lacto-ovo parecen ser tan favorable al crecimiento como una dieta no vegetariana. Los padres de los niños veganos deben vigilar cuidadosamente el crecimiento de sus hijos.

Limitar los dulces, refrescos y otros alimentos de calorías vacías es aún más importante que los niños veganos que para otros niños. Los vegetarianos (así como los no vegetarianos) no suelen tener suficiente hierro (especialmente mujeres, adolescentes y niños).

Puede ser más difícil para los vegetarianos para obtener suficiente hierro porque el hierro de origen vegetal no es tan bien absorbe el hierro de la carne.

Además, la absorción de hierro es inhibida por la fibra, los fitatos (en los cereales) y oxalatos (en verduras de hoja verde), que puede ser más abundante en las dietas vegetarianas. Sin embargo, el hierro de las plantas puede ser absorbido mejor que una fuente de vitamina C, si se come al mismo tiempo que los alimentos que contienen hierro.

Cocinar en ollas de hierro también aumenta la cantidad de hierro en la dieta. Algunos alimentos inhiben la absorción del hierro. Té, café, chocolate y bebidas no alcohólicas, porque contienen tanino, cafeína y / o fosfatos, que inhiben la absorción del hierro.

Los veganos pueden tener dificultades para obtener suficiente vitamina B-12 si no comen alimentos fortificados con B-12. Esta vitamina se sintetiza (hecho) por las bacterias, hongos y algas, pero no por levaduras, plantas superiores o de los animales.

Los no vegetarianos y lacto-ovo vegetarianos no tienen problemas para obtener suficiente vitamina B-12, ya que es en la mayoría de alimentos de origen animal, donde se ha acumulado desde la síntesis bacteriana.

Y la necesidad de esta vitamina es muy pequeña (la RDA es de sólo 2 microgramos para los adultos - un microgramo es una milésima parte de un gramo. Hay alrededor de 28 gramos en una onza.).

Sin embargo, los veganos deben tener cuidado porque la vitamina B-12 se encuentra solamente en alimentos de origen animal. Se cree que muchos veganos no tienen una vitamina B-12 debido a la deficiencia de los microorganismos que se encuentran en la tierra que se pega a las verduras podría producir suficiente vitamina B-12 para evitar una deficiencia.

Pero si los veganos lavan las verduras adecuadamente, entonces están en un riesgo mayor para una B-12 deficiencia. Otra fuente de B-12 para los veganos es de los alimentos fermentados por microorganismos. Algunos de estos alimentos son la salsa de soja y el tempeh, una torta de soja fermentada. Sin embargo, el B-12 el contenido de estos alimentos no es confiable.

Aunque es raro, una deficiencia de vitamina B-12 es muy grave. Esto causa un tipo de anemia y daño a la médula espinal, los sesos, los nervios en los ojos y otros nervios. Por lo general, la deficiencia de B-12 se debe a un problema con la absorción, más que una falta de la vitamina en la dieta.

Pero existe la posibilidad de una falta de B-12 en una dieta vegana. Las mujeres embarazadas y lactantes deben tener especial cuidado para conseguir B12. Ha habido algunos casos de deficiencia de vitamina B12 en niños amamantados cuyas madres eran veganos.

Así que algunos veganos eligen beber leche de soja que esté fortificada con vitamina B-12 o tomar suplementos de B12. La deficiencia de vitamina B12 no se puede curar o prevenir tomando suplementos de hierro. La anemia asociada con la vitamina B12 no es el mismo tipo de la anemia asociada con bajo contenido de hierro.

La vitamina D puede faltar en la dieta de algunos vegetarianos, veganos en particular, porque la mayoría de la vitamina D de los alimentos disponibles es de la vitamina D de la leche fortificada y lácteos.

Podemos obtener la vitamina D del sol en nuestra piel. Quince a veinte minutos de exposición al sol en las manos y la cara todos los días le permitirá a nuestros cuerpos producir suficiente vitamina D.

Sin embargo, la gente no siempre se queda lo suficiente al sol para prevenir el raquitismo. Esto se debe a que eligen quedarse en casa o usar ropa que cubra la piel cuando están fuera.

Especialmente las personas de piel oscura tienen dificultades para obtener suficiente vitamina D del sol, porque la piel más oscura tiene la necesidad de estar mas tiempo bajo la exposición al sol con el fin de hacer la misma cantidad de vitamina D.

Para las personas que no utilizan ninguna vitamina D, los productos lácteos enriquecidos o con solo conseguir la exposición solar adecuada, un suplemento de vitamina D puede ser necesario.

Capitulo 7:
Recetas para vegetarianos

Por medio de este libro electrónico quiero informarlo de las ventajas que tiene el seguir una dieta vegetariana diariamente. Como hemos visto a lo largo de estas páginas son muchos los beneficios que usted obtiene de comer de manera saludable.

También ha podido visualizar los muchos problemas que le causa a su salud, el no incorporar este sano habito alimenticio. Es porque quiero realmente ayudarlo, que decidí incluir aquí algunas opciones de comidas vegetarianas.

Porque sin esta información usted podría sentir que sabe que tiene que hacer, pero no sabe cómo empezar...

De ahora en mas tenga estas recetas a mano para poder comer de manera saludable y tener una vida sana, con energía y muy lejos de posibles enfermedades.

Crepes simple
Ingredientes
• 3 huevos
• ¾ de taza + 2 cucharadas de harina
• 1 ½ tazas de leche
• 1 cda. de azúcar granulada
• 1 cda. El aceite vegetal
• Una pizca de sal
• 1 cdta. de mantequilla
• Batir la crema, para el relleno
• Un puñado de fresas, lavadas con los tallos y cortadas por la mitad
• Un puñado de frambuesas, lavadas y escurridas
• Un puñado de arándanos, enjuagados y escurridos

Combine los huevos, harina, leche, azúcar, aceite y sal en una licuadora o procesador de alimentos. Mezcle hasta que quede suave. Pase la masa en un bol, cúbrala y déjela reposar en el refrigerador durante al menos 30 minutos.

Añada la mantequilla en una sartén antiadherente a fuego medio-alto. Una vez que la mantequilla se haya derretido, añadir ¼ de taza de la mezcla en el molde y se arremolinan en torno a cubrir el fondo de toda la sartén.

Cocine hasta que el crepé tome un color ligeramente marrón, luego de 1 ó 2 minutos. Delo vuelta y cocine el otro lado hasta que estén ligeramente doradas.

Transfiérala a la placa con el spray y haga una línea de crema batida por la mitad. Espolvorear con su fruta. Doble los lados suavemente para formar un cilindro.

Rinde de 8 a 12 crepes

Tortilla de verduras

Ingredientes
- 2 huevos
- 3 cucharadas. Leche
- Gran pizca de sal
- Gran pizca de pimienta negro
- 1 cada. De mantequilla
- ¼ C. pimiento verde
- ¼ C. pimiento rojo
- ¼ C. cebolla
- Queso rallado al gusto (opcional)

En un tazón mediano bata los huevos, sal, pimienta, pimiento verde y rojo y cebolla con un tenedor. Derretir la mantequilla en una sartén 7-8 pulgadas a fuego medio-alto.

Asegúrese de que la mantequilla cubre el fondo de la olla. Cuando la espuma se ha ido, vierta la mezcla de huevo. Incline la bandeja para asegurarse de que el huevo cubre toda la base de la cacerola.

Deje los huevos reposar durante 45 segundos antes de mover de un tirón. Haga lo mismo en el otro lado. Una vez hecho esto, pase la preparación a un plato y lo puede espolvorear con el queso.

Los Smoothies son grandes y muy saludables. Usted puede tomar como aperitivos o bebidas en el almuerzo.

Smoothies

Ingredientes

- 1 ½ tazas de yogur natural sin grasa
- 3 a 4 plátanos
- 3 tazas de fresas, sin tallos y picados más o menos
- ¼ de taza de leche de soja
- 2 cucharadas. Miel
- 1 taza de hielo

Mezcle los ingredientes en la licuadora agregándolos de uno en uno y luego sírvalo.

Batido de plátano y yogur

Ingredientes
- 1 plátano maduro, en rodajas finas
- 1 taza de bajo contenido de grasa normal o yogur de vainilla
- ¾ de taza de leche descremada

Ponga a un lado dos o tres rebanadas de plátano y colóquelas el resto del plátano en la licuadora. Añada el yogur y la leche. Mezcle hasta que quede suave y decore con piezas extra de plátano y una pizca de canela.

Batido de Mango

Ingredientes
- 1 mango, pelado y picado
- 1 plátano, pelado
- 3 cucharadas. Yogur
- 1 cdta. miel
- ½ cdta. canela
- 4 cubos de hielo

Añada los ingredientes en la licuadora de uno en uno y el puré hasta que quede suave.

Batido de pera

Ingredientes
- 3 peras
- ½ pulgada de jengibre fresco

- 3 cucharadas. Yogur fresco
- ½ cdta. canela
- 4 cubos de hielo

Poco a poco exprima el jugo de la pera, el jengibre y la canela. Transferencia a la licuadora y agregue el yogur y el hielo. Mezcle hasta que quede suave.

Aperitivos y Acompañantes
Éstos hacen grandes a la comida sana o un aperitivo. Puede que incluso que quiera uno para una merienda!

Bruschetta de tomate especial

Ingredientes
- 4 panecillos
- 4 dientes de ajo
- 2 cucharadas. De mantequilla
- 1 cda. Albahaca picada
- 4 tomates grandes
- 1 cda. Pasta de tomate
- 8 aceitunas de negro, sin hueso y en mitades
- 1 ¾ de onza de queso mozzarella en rodajas
- Sal y pimienta al gusto
- 1 cda. El aceite de oliva
- 2 cucharaditas. Jugo de limón o vinagre balsámico
- 1 cdta. miel clara
- Hojas de albahaca para adornar

Coloque los rollos en la tabla de cortar y corte por la mitad. Pásale a un horno tostador o el horno para dorar hasta que quede crujiente.

Precaliente el horno a 300 grados Fahrenheit. Coloque la mantequilla de albahaca, ajo y picado en un tazón pequeño y revuelva hasta que se mezclen. Una vez que los rollos se tuestan, cuchara de mezcla de ajo en cada mitad.

Vierta agua hirviendo en un tazón grande, haga una rebanada en una forma de pequeña cruz en la base de cada tomate y coloque en agua hirviendo.

Después de suavizar los tomates, quite la cáscara y la carne fuera de los tomates. Una vez que se retira la carne, corte en pequeños porciones.

Vierta los tomates cortados en cubitos, tomate ritmo, y de las aceitunas en un recipiente y mezcle todo juntos. Vierta la mezcla sobre los rollos.

En otro tazón, mezcle el aceite de oliva, jugo de limón y miel. Rocíe la mezcla sobre los rollos de tomate cubierta y la luz rodajas de mozzarella lugar en la parte superior.

Espolvoree con sal y pimienta. Coloque los rollos en una bandeja para hornear y coloque en el horno. Derrita el queso durante unos 2 minutos.

Pase los rollos a un plato o bandeja y decore con hojas de albahaca.

Rollitos de primavera

Ingredientes para rollos de primavera

- ¾ taza de fideos de arroz, los fideos partidos
- 6 setas shitake frescos
- ½ taza de zanahoria, cortada en tiras
- 1 taza de col china, en rodajas finas
- 1 taza de cebolla verde, cortada en tiras
- 2 cucharadas. De cilantro picado
- sal y pimienta molida al gusto
- 2 cucharadas. Salsa de soja
- ½ cdta. de azúcar granulada
- 1 cdta. aceite de sésamo
- 2 cucharaditas. de jengibre fresco picado
- Ocho 8 pulgada cuadrada pieles rollito de primavera
- 3 cucharadas. Harina para todo uso
- ¼ de taza de agua
- 4 tazas de aceite vegetal

Ingredientes para la ensalada

- 1 taza de rábano daikon, cortada en tiras

- 1 taza de zanahoria, cortada en tiras
- 4 cebollas verdes, rebanadas
- ½ taza de cebolla roja, cortada en tiras
- 1 taza de rodajas de pepino, jugo exprimido

Ingredientes para Vestir

- 2 cucharadas de vinagre de arroz sazonado
- 1 cda. Salsa de soja
- ½ cdta de aceite de sésamo

Coloque los fideos y las setas en cuencos individuales y cúbralos con agua caliente. Una vez cubiertos los cuencos y déjelos a un lado durante 20 minutos.

Una vez que los fideos y las setas se han empapado realice el traspaso a un colador y escúrralos bien. Luego haga una transferencia a un tazón grande.

Escurra los champiñones, así y transfiéralos a una tabla de cortar. Retire y deseche los tallos y luego rebane las cabezas de los champiñones finamente. Añada en un tazón grande con los fideos.

Agregue las zanahorias, col china, cebolla y cilantro en el plato de fideos y las setas y mezcle todo. Espolvoree la mezcla con sal, la pimienta, y revuelva para combinar. Tapar y dejar de lado.

Vierta la salsa de soja, azúcar, aceite de sésamo y el jengibre fresco en un tazón pequeño. Revuelva la mezcla para combinar bien. Tapar y dejar de reposar.

Tire suavemente la piel de los rollito primavera aparte y colóquela sobre una superficie plana y limpia. Utilice una cuchara pequeña, ¼ de taza de la mezcla de fideos y verduras en el tercio superior de cada piel.

Tome el rollo de una vez y luego tome los dos extremos y dóblelos y continúe rodando la piel hasta que se forme un cilindro. Mezcle la harina y el agua en un tazón hasta que esté bien combinada.

Usando una brocha de pastelería pequeña, pincele el rollo primavera con una capa de harina suficiente y mezcle con agua para sellar los bordes. Repita el procedimiento con todas las tiradas.

En un wok, calentar un poco de aceite vegetal a fuego medio-alto. Una vez que el wok y el aceite se calienten agregue rollitos primavera en 3 a la vez. Freír hasta que estén dorados. Colóquelos en un estante con una toalla de papel para drenar.

Para hacer la ensalada, coloque el rábano, la zanahoria, la cebolla verde y rojo y pepino en un tazón y mezcle. En un recipiente aparte vierta el vinagre, salsa de soya y aceite de sésamo.

Mezcle hasta que se unan todos los ingredientes. Una vez que los rollitos primavera son drenados, colóquelos en una tabla de picar y córtelos por la mitad en ángulo, de modo que queden tres mitades en las placas de pie y termine con el corte. Adornar con ensalada alrededor de los rollos.

Platos Principales

Pita Pizza

Ingredientes
- ¼ cdta. aceite de oliva
- ½ cebolla pequeña, pelada y picada en cubitos y
- 1 diente de ajo, pelados y picados
- ¼ cdta. de orégano seco
- ¼ cdta. de albahaca seca
- ¼ cdta. hojuelas de pimiento rojo
- una bahía de la vida
- ½ taza de tomates pelados enteros, cortados en trozos
- ½ taza de pasta de tomate
- 2 panes de pita de trigo entero
- ½ pimiento amarillo, las semillas y las membranas eliminado, cortado en tiras delgadas
- 1 / 8 de taza de hojas de espinaca, picadas en trozos muy finos
- ½ taza de queso mozzarella, rallado
- albahaca fresca, en rodajas finas para adornar

Precaliente el horno a 350 grados Fahrenheit. A fuego medio, caliente el aceite en una sartén. Agregue la cebolla y el ajo, removiendo de vez en cuando para que no se quemen.

Cocine durante unos 4 minutos hasta que los dos tomen un color marrón. Espolvorear con orégano, las escamas de albahaca, pimiento rojo y la hoja de laurel.

Mezclar las especias. Mezcle los tomates pelados y pasta de tomate, aumente a altas temperaturas. Una vez que hierva, poner el fuego a medio-bajo y permitir que la mezcla se cocine a fuego lento hasta que la salsa esté espesa.

Organizar las pizzas en las bandejas. Divida la salsa entre pitas, dejando un borde de la corteza. Espolvorear con queso mozzarella en la parte superior. Cocine en el horno durante 20-25 minutos.

Fideos Chinos con Verduras variadas

Ingredientes para la salsa
• 1 cdta. de harina de maíz
• 1 taza de caldo de verduras
• 2 cucharadas. Salsa de soja
• 2 cucharadas. De vino de arroz
• 1 cdta. sal
• 1 cdta. de azúcar

Fideos
• 12 oz fideos de huevo

Salteado de verduras
• 3 cucharadas. Aceite de girasol
• 1 diente de ajo, finamente picados
• 1 trozo de raíz pulgadas de jengibre fresco, rallado
• 2 chalotas, finamente picada
• ¼ de taza de setas botón, en rodajas finas
• 250 g paquete Pak Choi, en rodajas
• ½ taza de brotes de frijol
• 2 zanahorias cortadas en cerillas

En un bol mediano, disolver la harina de maíz con un poco de caldo de verduras en agua caliente. Una vez disuelto, vierta la salsa de soja, vino de arroz, sal y azúcar. Mezcle hasta que esté bien combinado o hasta que el azúcar se disuelva.

Traiga una olla grande con agua para hervir y añada los fideos. Cocine hasta que estén tiernos. Escúrralos en un colador y colóquelos en una olla. Ponga a un lado y manténgalos caliente hasta que esté listo para servir.

Coloque los fideos en una sartén wok o sartén a fuego medio-alto y agregue el aceite de girasol. Una vez que el aceite se calienta añadir el ajo picado, la raíz de jengibre y los chalotes.

Dejar rehogar durante unos segundos. Añadir las setas, pak choi, brotes de soja y las zanahorias y saltee durante 1 a 2 minutos. Rocíe la salsa y continuar freír hasta que espese. Divida los fideos por separado en platos de servir y cubrir con la mezcla de verduras.

<u>Aquí hay un menú vegetariano de muestra completo:</u>

DESAYUNO
1 / 2 taza de jugo de naranja
1 taza de granola hecha en casa (avena tostada, almendras y pasas) con una taza de leche de soja
panecillo integral con mermelada
café (no aclaró con huevo)

ALMUERZO
1 / 2 taza de jugo V8
(2 cucharadas). Mantequilla de maní (02/01) de banano bocadillo en pan de trigo integral (2 rebanadas)
palitos de zanahoria (un valor de zanahoria)

MERIENDA
3 tazas de palomitas de maíz, aceite de estallar y salados

CENA

ensalada (lechuga, espinaca, tomate, pepino, garbanzo, pimiento verde, semillas de girasol) con aceite y vinagre. 2 tazas de fideos con 1 taza de salsa de tomate condimentada con garbanzos y setas, 1 rebanada de pan italiano
pera fresca
agua mineral con un toque de limón

Consejos utiles para realizar compras para una dieta vegetariana

Si estas palabras se encuentran en la etiqueta nutricional del producto que esta por adquirir, significa que la comida contiene leche en ella: caseína, caseinatos, cuajada, extracto seco de leche, leche en polvo descremada y suero de leche.

Los productos que a menudo contienen leche son los productos horneados, postres de chocolate y caramelos, sorbetes, budines, cremas no lácteas y la crema batida, la margarina, y puré de patatas.

Si estas palabras se encuentran en una etiqueta nutricional de un producto, significa que la comida se hace con huevo: albúmina, ovomucin, vitelina ovomucoide, ovovitellin, livetin, huevo en polvo o secos, y ovoglobulin.

Los huevos se encuentran a menudo en mezclas para hornear, alimentos fritos, pasta, productos horneados, pan, crema, sorbete, café, cerveza de raíz, fideos, sustitutos de huevo, salsas y sopas.

esta información fue tomada del Consejo Nacional de Investigación, permisos dietéticos recomendados, 10 ª edición, 1989.
Posición de la Asociación Dietética Americana: Las dietas vegetarianas, JADA 93:11:1317 - 1993.

El Servicio de Extensión Cooperativa de algunas Universidades, ofrecen programas educativos, asistencia y materiales a toda persona sin distinción de raza, color, origen nacional, edad, sexo o estado de discapacidad.

Conclusión

Una dieta vegetariana puede ser una dieta muy saludable. Debe considerar que para lograr un beneficio total de su propio bienestar será muy recomendable el acompañar la dieta saludable con algo de ejercicio.

Como ya hemos visto, son muchas las razones por las cual una persona decide convertirse en vegetariana y es importante respetar cada una de ellas.

Sin embargo, la verdadera eficiencia de una dieta saludable, estará ligada a recordar siempre que es totalmente necesario obtener todos los nutrientes que el cuerpo humano necesita para desarrollarse favorablemente.

Los veganos deben tener especial cuidado de obtener las vitaminas B12 y D, y el mineral de hierro. Los niños veganos principalmente deberían tener un seguimiento en su crecimiento para asegurarse de que están recibiendo suficientes calorías para satisfacer sus necesidades.

Todos aquellos cambios que usted decida hacer para lograr un cuerpo y un estilo de vida mas saludable, siempre será lo mejor. Lo que si recomiendo desde aqui es que todos los cambios se produzcan de manera paulatina y en lo posible buscar asesoramiento de algún profesional especializado.